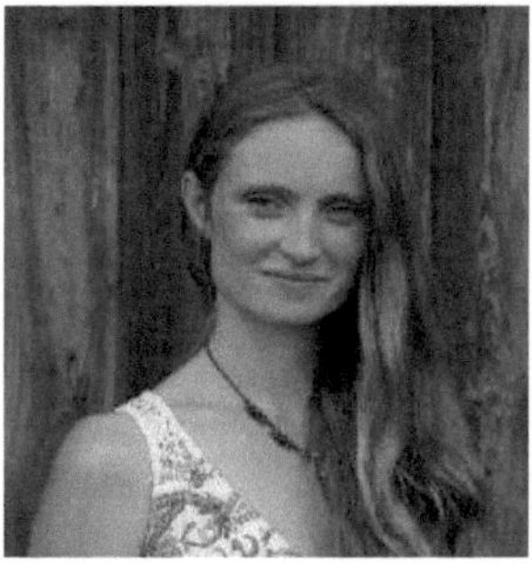

Katharina Tolle ist davon überzeugt, dass es bei Geburten um mehr geht als *Hauptsache gesund*. Sie hat drei Kinder an der Hand und eines im Herzen. Und sie will dazu beitragen, dass Frauen ihre Geschichten erzählen – um Mut zu machen, um systemische Probleme aufzuzeigen und um uns zu vermitteln, dass jede Geburtserfahrung einzigartig ist. Auf ihrem Blog *Ich Gebäre* veröffentlicht sie seit 2018 jede Woche Beiträge zur Geburtskultur und feministischen Geburtsvorbereitung. Ihr Ziel ist es, die Geburtskultur in Deutschland zu verändern und Frauen zu ermutigen, sich aktiv mit ihrer Geburt auseinanderzusetzen.

Die Autorin engagiert sich politisch und gesellschaftlich für das Selbstbestimmungsrecht jeder Gebärenden.

Im *Manifest für eine selbstbestimmte Geburtskultur* zeigt sie die Prinzipien auf, die es braucht, um Gebärende ins Zentrum des Geburtserlebnisses zu rücken.

Manifest

für eine selbstbestimmte Geburtskultur

Niemand gebiert im luftleeren Raum

Katharina Tolle

2023

Impressum

Katharina Tolle
Lindenallee 38
16727 Oberkrämer

ISBN: 9789403698946

Lektorat/ Korrektorat: Sophie Wölbling
Illustrationen: Melissa Markowski
Covergestaltung: Melissa Markowski

Gedruckt in Deutschland

Die Deutsche Nationalbibliothek verzeichnet diese Publikation in der Deutschen Nationalbibliografie.

Inhalt

Einleitung

Dieses Buch dient nicht der konkreten Geburtsvorbereitung, zumindest nicht direkt. Es ist vielmehr das Manifest, dass die Grundlage meiner Arbeit umschreibt – und die Grundlage anderer Aktivist*innen für eine gebärendenzentrierte Geburtskultur.

Nicht alle Personen, die dieses Ziel haben, würden sich als Aktivist*innen bezeichnen. Und das ist in Ordnung. Dennoch stehen sie hinter diesem Ziel. Welche Bezeichnung sie wählen, bleibt ihnen überlassen.

Dieses Manifest ist kein dickes Buch, das in allen Einzelheiten beschreibt, was aus meiner Sicht in Bezug auf Gesetzgebung, Bildung und Kultur getan werden sollte. Vielmehr zeigt es die zugrundeliegenden Prinzipien auf, die in die einzelnen Maßnahmen münden.

Aktivist*innen gibt es hoffentlich Argumente an die Hand, wenn sie wieder einmal hören, dass sie sich nicht so aufregen sollen.

Schwangeren kann es Mut machen, dass ihr Weg doch nicht so seltsam ist, wie andere es ihnen einreden wollen.

Menschen in der Politik sollte es zu denken geben, wie sie eigentlich bisher Geburten be-

trachtet haben – und woher diese Einstellung kommt.
Und allen anderen, die vielleicht jetzt schon sagen wollen, dass ein Manifest für eine selbstbestimmte Geburtskultur überflüssig ist, weil Geburten nun mal sind, wie sie sind, und weil wir der Medizin vertrauen und uns endlich wichtigeren Themen zuwenden sollten und dass ich froh sein soll, noch zu leben – immerhin sterben Menschen unter der Geburt – möchte ich sagen: Danke, dass du bis hierhin gelesen hast. Ich freue mich natürlich, wenn du noch weiterliest. Denn auch wenn du mir nicht zustimmst, ist es wichtig, die Argumente der Gegenseite zu kennen.
Aus welchen Gründen auch immer du dieses Buch liest: Ich freue mich darüber, wenn du mir im Nachhinein deine Gedanken schreibst. Denn immerhin geht es um Kultur – um Geburtskultur eben. Und Kultur ist menschengemacht und somit immer im Wandel. So kann es passieren, dass dieses Manifest in ein paar Jahren schon überholt ist, weil wir eine gebärendenzentrierte Geburtskultur leben. Das würde mich freuen. Doch es wird nur geschehen, wenn wir uns austauschen, wenn wir uns zuhören, unsere Argumente miteinander teilen und daraus lernen, dass jede Sichtweise zählt. Denn die Summe

unserer Sichtweisen ist das, was eine Kultur formt.

Ich freue mich deshalb auf deine E-Mail an katharina@geburtsgeschichte.de.

**„Doch es wird
nur geschehen,
wenn wir uns
austauschen, wenn wir
uns *zuhören*,
unsere Argumente
miteinander teilen
und daraus lernen,
dass jede
Sichtweise zählt.“**

Das Manifest für eine selbstbestimmte Geburtskultur

Ich träume von einer Gesellschaft, in der das Gebären als ein ermächtigender, selbstbestimmter Prozess angesehen wird. In meiner Vision übernimmt eine schwangere Frau die volle Verantwortung für ihren Körper, ihr Kind, ihre Schwangerschaft und ihre Geburt. Das bedeutet nicht, dass sie nicht medizinisches Personal wie Hebammen oder Ärzt*innen einbinden würde, wenn sie dies wünscht. Aber es bedeutet, dass alle Entscheidungen letztlich bei ihr liegen.

„Ich träume von einer Gesellschaft, in der das Gebären als ein *ermächtigender, selbstbestimmter* **Prozess angesehen wird.“**

Wem hören wir zu?

In Deutschland wird schon seit einiger Zeit die Situation der Hebammen diskutiert: Zu wenige Menschen machen diese Arbeit, so manche Schwangere findet keine Hebamme, die Arbeit ist nicht gut genug bezahlt, die Arbeitszeiten in Krankenhäusern sind familienunfreundlich und es herrscht eine Hierarchie zwischen Hebammen, die wie Krankenpflegerinnen behandelt werden, und Ärzt*innen. Seit kurzem gibt es nun Studiengänge der Hebammenwissenschaften.

Diese Diskussionen drehen sich jedoch immer um die Veränderung der Position der Hebammen.

Völlig außer Acht bleibt dabei, wie eine Person mit Baby (egal ob in Schwangerschaft, Geburt oder Wochenbett) die Situation wahrnimmt. Entscheidet sie oder wird für und über sie entschieden?

Im Zentrum einer selbstbestimmten Geburtskultur steht die Gebärende.

Deshalb ist es offensichtlich, dass wir besonders den Frauen, die unsere nächste Generation zur Welt bringen, zuhören müssen. Und erst danach allen anderen.

Der Autopilot der Entscheidungsfindung und die Abgabe der Eigenverantwortung

Heute haben viele Frauen den Eindruck, ihren Körper nicht zu kennen. Um zu wissen, ob es ihnen gut geht, brauchen sie medizinisches Personal. Sie glauben, dass sie ihre Babys im Ultraschall sehen müssen, um sich mit ihnen verbunden zu fühlen.

Wir können das den Frauen kaum verübeln. Die Geburt wurde in den letzten Jahrhunderten in der westlichen Welt als ein Prozess dargestellt, der von Abhängigkeit, Angst, Schmerz, Elend und Tod geprägt ist.

Viele Menschen befürchten deshalb, dass Frauen bei der Geburt sterben, wenn niemand eingreift. Der Mutter wird ihr Baby durch die Hände des geschulten Personals überreicht.

„Die *Geburt* wurde in den letzten Jahrhunderten in der westlichen Welt als ein Prozess dargestellt, der von *Abhängigkeit, Angst, Schmerz, Elend* und *Tod* geprägt ist."

Wenn wir dies mit älteren Darstellungen von schwangeren Frauen oder Göttinnen vergleichen, wird der Unterschied deutlich.

Gebären ist die Macht, Leben in die Welt zu tragen. Geburt war zugleich göttlich und das Natürlichste der Welt. Gebären ist sowohl normal als auch extrem außergewöhnlich.
Wie konnte sich die Wahrnehmung so verändern? Wie bei so vielen wichtigen Fragen gibt es darauf keine einfache oder kurze Antwort. Im Gegenteil: Viele Faktoren spielen hier eine Rolle.
Einer dieser Faktoren ist die Entwicklung der modernen, männlich geprägten medizinischen Wissenschaft. In unserem patriarchalen System ist es normal, dass es in jedem Bereich des Lebens einer Frau eine männlich geprägte Sichtweise gibt, an die sie sich halten sollte.
Außerdem gibt es viele Geschichten zum Tod im Kindbett. Diese führen oft zu der Annahme, dass ausschließlich die Geburt selbst das Gefährliche sei – anstatt die anderen ausschlaggebenden Faktoren wie beispielsweise schlechte Ernährung, fehlende Hygiene, häusliche Gewalt oder Vernachlässigung mit einzubeziehen.
Und schließlich sehen wir in Filmen und Serien meist Geburten, bei denen die Mutter ihr Baby aus den Händen eines Arztes empfängt und „danke" sagt.
Was könnte passieren, wenn wir dieses Bild änderten? Was wäre, wenn sich Frauen die

Souveränität über alles, was in ihrem Körper geschieht, zurücknähmen?
Immer mehr Frauen fragen sich, ob künstliche Hormone zur Empfängnisverhütung wirklich der richtige Weg sind. Denn sie informieren sich über die Vor- und Nachteile. Sie wägen ab und treffen eine selbstbestimmte Entscheidung. Das Resultat: Für manche passt der „normale“ Weg, für andere nicht.
Genauso könnten Frauen sich abwenden vom Autopiloten, wenn es um Schwangerschaft, Geburt und Wochenbett geht. „Das macht man halt so“ darf als Antwort nicht ausreichen, wenn wir uns fragen, warum wir eine bestimmte Entscheidung treffen.

„Gebären ist die Macht, *Leben* in die Welt zu tragen.“

Ein Wandel in der Wahrnehmung

Um die Abhängigkeit von anderen Menschen (und deren Meinungen) unter der Geburt zu verringern, gibt es keine einfache Lösung. Der Glaube, dass Geburt am besten in einem Krankenhaus abläuft, ist tief in unserer Kultur verankert. Nur wenige Menschen verbinden damit automatisch die Einschränkung ihrer Selbstbestimmung. Um das zu ändern und Geburt wieder zu einem ermächtigenden Moment zu machen, braucht es Zeit und Anstrengung.

Für eine nachhaltige Veränderung auf lange Sicht brauchen wir einen Wandel in der Wahrnehmung: Frauen sind normalerweise in der Lage, ohne Interventionen zu gebären. Und: Frauen spüren normalerweise, ob ihr Körper gesund ist oder nicht.

Wenn wir diese Prinzipien allem zugrunde legen, was wir ändern wollen, ergeben sich daraus radikale Konsequenzen fast wie von selbst.

Mütter von jungen Mädchen können heute zu diesem Wahrnehmungswandel beitragen, indem sie ihren Töchtern sagen, dass Geburt kraftvoll und manchmal anstrengend ist. Und dass eine selbstbestimmte Geburt in der Tat nicht nur möglich, sondern menschheitsgeschichtlich statistisch wahrscheinlich ist.

Glaubenssätze, also Wahrheiten, die wir einfach annehmen, ohne sie zu hinterfragen, ändern sich nur sehr selten von heute auf morgen. Eine Frau, die heute ihr Kind zur Welt bringt, hat wahrscheinlich von klein auf gehört, dass sie mit Hilfe von Ärzt*innen oder Hebammen entbinden wird. Schon eine kleine sprachliche Änderung in diesem Satz kann die Wahrnehmung radikal beeinflussen: Sie wird selbstbestimmt gebären, und wenn sie es wünscht, sind Ärzt*innen oder Hebammen anwesend.

Das ist ein fundamentaler Unterschied. Wir alle wissen, dass die Art, wie wir denken, die Art und Weise prägt, wie wir unsere Realität sehen. Wenn wir heute einer schwangeren Frau sagen: „Du kannst übrigens auch ohne ärztliche Hilfe gebären", wird sie bestenfalls interessiert sein. Wahrscheinlicher ist, dass sie entweder verwirrt oder wütend ist, weil sie uns schlechte Absichten unterstellt. „Du willst also, dass ich leide oder mein Baby stirbt?", könnte sie erwidern. Wir können ihr das nicht verübeln. Wie sollten wir auch? Es ist ihre Realität, dass Babys mit Hilfe und

unter Aufsicht von medizinischem Personal geboren werden.
Wenn es gelingt, dass eine Generation von Mädchen heranwächst, die stark genug ist, an ihren Körper zu glauben, stehen die Chancen gut, dass diese Frauen die Kontrolle über den Geburtsprozess wieder in ihre eigenen Hände nehmen. Sie werden entscheiden, wann und inwieweit sie sich auf medizinische Expertise verlassen wollen und welche Art von Unterstützung sie sich für ihre Geburt wünschen.

„Sie wird *selbstbestimmt gebären,* und wenn sie es wünscht, sind Ärzt*innen oder Hebammen anwesend."

Die Rolle medizinischer Unterstützung

Es ist unmenschlich, Frauen die medizinische Hilfe zu verweigern, die sie brauchen. Unter bestimmten Umständen kann medizinische Hilfeleistung den Unterschied zwischen Leben und Tod ausmachen.

Doch eine andere Frage geht dieser voraus: Wer entscheidet, ob Hilfe gewünscht oder notwendig ist? Heutzutage entscheiden das die Ärzt*innen oder Hebammen. Und dann setzen sie ihre Maßnahmen auch um. Die meisten Frauen, die einen medizinischen Eingriff ablehnen wollen, erleben starken Gegenwind. Das gilt auch für die sogenannten Standardmaßnahmen, die ohne konkrete Indikation durchgeführt werden. Dabei ist keine Frau der Durchschnitt. Jede einzelne Frau ist außergewöhnlich. Dennoch werden Maßnahmen angesetzt, die im Durchschnitt passen, aber vielleicht nicht für diese Frau.

Manchmal rutscht die Argumentation dabei leider unter die Gürtellinie. Die Gebärende wird gefragt, ob sie den Tod ihres Babys wolle.

Nein, natürlich will sie nicht, dass ihr Baby stirbt. Frauen, die sich in dieser Situation für ihr Recht einsetzen, über medizinische Eingriffe zu entscheiden, brauchen ein starkes Selbstbewusstsein. Viel häufiger lassen sie sich auf etwas ein, das sie ursprünglich nicht wollten.

Selbstverständlich kann eine Gebärende ihre Meinung ändern. Eine neue Informationslage erfordert manchmal Anpassungen. Die Entscheidung für eine Änderung muss jedoch allein bei ihr liegen. Kein medizinisches Personal sollte ihr sagen: „Weil A passiert ist, ist B der natürliche und einzige Weg, um weiterzumachen." Denn ob B der richtige Weg ist, muss die Frau selbst entscheiden. Natürlich darf sie dabei auf die Meinungen von Fachleuten zurückgreifen. Die Entscheidung trifft sie dennoch, denn sie trägt auch die Konsequenzen.

Immer wieder höre ich einen ähnlichen Einwand: „Sicherlich kann eine Fachperson, die jahrelang Medizin studiert hat, die Lage besser einschätzen als eine Frau, die überhaupt keinen medizinischen Hintergrund hat. Sollten wir die Entscheidungen wirklich dem Bauchgefühl der Schwangeren überlassen, anstatt das weise Wissen gut ausgebildeten medizinischen Personals zu nutzen?"

Ja, das sollten wir! In einer idealen Welt gibt es keinen Gegensatz zwischen dem Wissen von Mediziner*innen oder einer Hebamme und dem Bauchgefühl der Schwangeren. In einer idealen Welt hat die schwangere Frau ein starkes Gespür für ihren eigenen Körper. Sie kennt den Unterschied zwischen ihrem normalen Selbst und jeder ungewöhnlichen Entwicklung. Sie vertraut ihrem Baby und ihrem Körper und sie spürt, wenn etwas schiefläuft. Wenn sie Expert*innen zu Rate zieht, holt sie eine zweite Meinung ein. Die erste Meinung ist nämlich ihre eigene. Diese ist genauso gültig wie diejenige von Expert*innen. Auf der Grundlage dieser beiden Einschätzungen entscheidet sie, wie sie weiter vorgehen will. Wenn sie sich entschließt, Hilfe in Anspruch zu nehmen, wird sie diese Hilfe erhalten. Wenn sie sich dagegen entscheidet, wird sie sie nicht erhalten. Ja, sie könnte falsch liegen. Und ja, sie könnte später darunter leiden. Und, was für manche noch wichtiger ist: Auch ihr Baby könnte darunter leiden.

Obwohl eine Schwangere die Verantwortung für zwei Leben trägt, entscheidet allein sie über medizinische Eingriffe.

„Sollten wir die Entscheidungen wirklich dem Bauchgefühl der Schwangeren überlassen, anstatt das weise Wissen gut ausgebildeten medizinischen Personals zu nutzen?

Ja, das sollten wir!“

Die Verantwortung für zwei Leben

Ist ein bisschen mehr Selbstbestimmung ein totes Baby wert? Darauf läuft es hinaus, wenn wir fragen, wer über einen Eingriff entscheidet. Doch die Antwort ist nicht ganz so trivial wie sie zunächst erscheint. Wo hören wir auf, wenn wir sagen, dass die Frau um des Babys willen die Regeln anderer befolgen muss? Welche Entscheidung sollte sie selbst treffen, welche nicht?

Dürfen alle Frauen gleich entscheiden oder entscheidet medizinisches Personal mehr für Erstgebärende und weniger für Mütter mit mehreren Kindern? Stehen gebildeten Frauen mehr Freiheiten zu als Mädchen mit geringer Bildung? Es wird schwer sein, irgendwo eine Grenze zu ziehen.

Die jetzige Grenze erscheint willkürlich. Warum wird in einigen Krankenhäusern ein intravenöser Zugang routinemäßig ab Aufnahme zur Geburt gelegt und als unbedingte Voraussetzung angesehen, in anderen nicht? Eigentlich müssten doch überall identische

Standards umgesetzt werden, wenn es eine logische Grenze gäbe.
Wie schön wäre eine Welt, in der diese Frage höchst hypothetisch ist, weil jede Frau die Verantwortung sieht, so viel wie nötig zu erfahren, um fundierte Entscheidungen zu treffen.
Wie schön wäre eine Welt, in der Frauen genügend Zeit, Unterstützung und geistigen Freiraum haben, um sich auf die Schwangerschaft einzulassen. In dieser Welt könnten sie auf ihren Körper hören. Sie könnten mit ihren ungeborenen Kindern in Kontakt treten. Selbst ohne Interesse an Esoterik könnten sie die Veränderungen, die ihr Körper durchmacht, annehmen. Sie könnten sich körperlich, geistig und organisatorisch auf die Geburt vorbereiten.
Wie schön wäre eine Welt, in der eine oberflächliche Babyparty durch eine bewusste Geburtsvorbereitung ersetzt wird. Wie schön wäre eine Welt, in der das Baby mit Freude und in Liebe gezeugt wird.
In einer solchen Welt bräuchte eine Frau nicht alle vierzehn Tage einen Check-up, um zu wissen, dass es ihrem Kind gut geht. Sie würde wissen, ob sich das Baby gut entwickelt. Sie würde die entscheidenden Parameter auch selber kennen. Deshalb würde sie spüren, wenn etwas nicht in Ordnung ist. Und sie

würde in einem solchen Fall eine*n Ärzt*in aufsuchen, wenn sie das möchte.

> **„In einer *idealen Welt* ist sich nicht nur die Schwangere ihrer *Verantwortung* für das Leben in ihr bewusst, sondern auch die Menschen um sie herum."**

In einer idealen Welt ist sich nicht nur die Schwangere ihrer Verantwortung für das Leben in ihr bewusst, sondern auch die Menschen um sie herum. Das muss nicht dazu führen, die Schwangere in Watte zu packen. Vielmehr würde es dazu führen, die Bedürfnisse der Frau ernst zu nehmen und sie in

ihrem Willen zu unterstützen, sich optimal auf die anstehende Geburt vorzubereiten.
In dieser idealen Welt würde auf eine selbstbestimmte Schwangerschaft eine ebenso selbstbestimmte Geburt folgen: eine Geburt, bei der die Mutter die äußeren Umstände bestimmt. Sie entscheidet, wer anwesend ist, wo die Geburt stattfindet, welche Maßnahmen ergriffen werden sollen. Sie erhält die Unterstützung, die sie braucht, ohne Einwände, die an ihr Gewissen appellieren, dass ihre Meinung falsch sein könnte.
Und sie ist sich dabei stets der Verantwortung bewusst, dass es nicht nur um ihr eigenes Leben geht.

Die mangelnde Selbstbestimmung wird besonders deutlich, wenn der angebliche Hauptgrund, nämlich ein gesundes Baby, wegfällt. Frauen mit Fehlgeburten oder Schwangere, deren Kind nicht lebensfähig ist, tragen in diesem Moment nur noch die Verantwortung für ihr eigenes Leben. Dennoch werden ihnen häufig Standardprozeduren als alternativlos vorgestellt. Statt Selbstbestimmung gilt auch hier häufig: „Das machen wir halt so." Dabei ist das Argument des gesunden Babys nichtig.

Wissen, Vertrauen und Hoffnung

Wie viel sollte eine Frau wissen? Sind Vertrauen und Hoffnung wichtiger als Wissen? Sollten wir unserem Körper vertrauen, ohne Fachwissen zu sammeln? Oder sollten wir uns bemühen, so viel Wissen wie möglich zu sammeln, damit wir auf alles vorbereitet sind, was auch immer kommen mag?
Ich bin davon überzeugt, dass mehr Wissen immer hilfreich ist. Es kommt dabei allerdings darauf an, nicht nur Fakten zu sammeln, die die eigene Meinung stützen, sondern diese kritisch zu hinterfragen. In Bezug auf Geburten heißt das: Wenn wir uns entscheiden, Wissen zu sammeln, sollten wir uns nicht nur auf die Risiken konzentrieren und auf alles, was theoretisch schiefgehen kann.

„Wir sollten zudem lernen, wie eine *unproblematische Geburt* aussieht, damit wir merken, ob die Dinge normal verlaufen oder nicht.“

Wir sollten zudem lernen, wie eine unproblematische Geburt aussieht, damit wir merken, ob die Dinge normal verlaufen oder nicht. Wir sollten alle Variationen des Normalen kennen und wissen, ob es sich um eine gefährliche Abweichung handelt oder nicht.

Für die meisten Frauen ist eine Geburt ein seltenes Ereignis. Sie erleben meist keine Geburt mit, bevor sie selbst ein Kind zur Welt bringen. Ärzt*innen und Hebammen haben mehr Kompetenz, Wissen und Erfahrung. Dies

gilt umso mehr, seit wir den Geburtsprozess von zu Hause ins Krankenhaus verlegt haben.
Andererseits wird die Erfahrung einer Hebamme trotz ihres Wissens immer auf dem beruhen, was sie bisher gesehen hat. Die bevorstehende Geburt kann anders sein als alles, was sie bislang erlebt hat. Vielleicht möchte sie die Situation mit ihrem Wissen lösen, aber sie könnte scheitern, weil ihre Fähigkeiten nicht zu der Situation passen.
Die Gebärende jedoch fühlt und erlebt die Situation, wie sie ist. Sie kann sich das Wissen und die möglichen Lösungen vom Personal holen und ausprobieren, was für sie funktioniert.

Kaiserschnitte

Ich bin dankbar für jede Mutter und jedes Kind, welche durch die moderne Medizintechnik gerettet werden können. Kaiserschnitte sind eine große Hilfe für diejenigen, die nicht anders gebären können.
Die Frage ist: Brauchen wir sie wirklich so häufig? Oder ist das medizinische System so aufgebaut, dass Kaiserschnitte eine fast logische Konsequenz sind?
In einer idealen Welt wird eine Frau, die sich in Kenntnis der Vor- und Nachteile für einen Kaiserschnitt entscheidet, diesen auch erhalten. Wir sollten Kaiserschnitte nicht um jeden Preis vermeiden. Es gibt Fälle, in denen ein Kaiserschnitt die beste Option ist – seien es medizinische Gründe, psychologische Gründe oder auch Gründe des Wohlbefindens. Wenn ein Kaiserschnitt der Wunsch der Frau ist, wird er durchgeführt.
Das gilt für jede verfügbare medizinische Behandlung – ob Geburtseinleitung, Schmerzmittelgabe bis hin zur Wassergeburt.

Geburt ohne Risiko

Eine Frau, die die Kontrolle über ihre Geburt wiedergewinnt, akzeptiert, dass sie auch die volle Verantwortung trägt, falls etwas anders läuft, als geplant. Heute geben wir bei Komplikationen oft dem Krankenhauspersonal die Schuld – unabhängig davon, ob das gerechtfertigt ist. Wenn wir wirklich akzeptieren, dass es nie eine einhundertprozentige Garantie dafür gibt, dass eine Geburt wie geplant verläuft, nehmen wir fast automatisch Abstand davon, jemandem die Schuld zu geben.
Wenn wir als Mütter die volle Verantwortung übernehmen, befreien wir das medizinische Personal von der Notwendigkeit, früh und stark einzugreifen, um nicht verklagt zu werden. Dadurch entsteht der Freiraum, nicht sofort Interventionen zu veranlassen, denn dabei würden eventuell die Grenzen der Gebärenden überschritten werden.

Politische Änderungen

Wie in allen Bereichen des Lebens gibt es systemische Faktoren, die die aktuelle Geburtskultur stabilisieren. Glücklicherweise bedeutet das auch, dass eine Änderung dieser systemischen Faktoren dazu beitragen kann, eine Veränderung der Mentalität herbeizuführen. Die konkreten politischen Umstände unterscheiden sich je nach natio-naler Gesetzgebung. Im Folgenden gehe ich auf diejenigen Aspekte ein, die fast immer eine Rolle spielen – wenn auch in unterschiedlicher Dringlichkeit und Ausgestaltung.

Geld

In den meisten Ländern ist ein Kaiserschnitt sehr viel profitabler für das Krankenhaus als eine natürliche Geburt ohne Interventionen. Wenn Kliniken das Geld brauchen, planen sie möglicherweise Kaiserschnitte. Dies gilt besonders für Privatkliniken, die wissen, dass sie vermögende Menschen betreuen.

Schulische Lehrpläne

Natürlich würde es vielen Kindern helfen, wenn sie in der Schule über die Umstände unterrichtet würden, die für eine gute Geburt ohne Eingriffe nötig sind. Ehrlicherweise sehe ich das leider kaum gegeben. Lehrkräfte erzählen aus ihrer eigenen Wahrnehmung. Und da ist fast immer das Krankenhaus entscheidend. Oftmals sind Geburten in der Schule auch gar kein Thema.

Kontrolle und Überwachung

Frauen werden heutzutage gelobt, wenn sie zu Vorsorgeuntersuchungen gehen. Das ist an sich erstmal nicht schlecht. Leider wird aus der Vorsorge häufig bereits während der Schwangerschaft ein Kontrollsystem. Dieses System verstärkt sich durch Bestrafungen, wenn etwas schief geht: „Da Sie diese Untersuchung nicht gemacht haben, können wir Sie hier leider nicht behandeln." Die Entscheidung, welche Untersuchung die Schwangere wahrnehmen will, wird ihr praktisch abgenommen. Stattdessen müssten Hebammen, Ärzt*innen und Krankenhäuser die Schwangere behandeln, wenn sie das möchte, und zwar ohne die Bedingung, dass vorher bereits bestimmte Untersuchungen vorgenommen wurden.

> **„Leider wird aus der Vorsorge häufig bereits während der Schwangerschaft ein** *Kontrollsystem.“*

Rechtsprechung

Heutzutage treibt die Angst vor Klagen das medizinische Personal dazu, frühzeitig und stark zu intervenieren. „Wir haben getan, was wir konnten“, klingt viel nachvollziehbarer, wenn man Eingriffe nachweisen kann.
Das System versagt deshalb häufig in denjenigen Fällen, in denen die Gebärende mehr Zeit, Raum und Ruhe bräuchte.
Ähnliches gilt für jeden Weg, der vom Standardverfahren abweicht. Ärzt*innen und Hebammen müssen böse Fragen fürchten, wenn sie sich nicht an die Standardbehand-

lungen gehalten haben – sogar, wenn sie damit dem Wunsch der Gebärenden nachgekommen sind.

> **„Heutzutage treibt die *Angst* vor Klagen das medizinische Personal dazu, frühzeitig und stark zu intervenieren."**

Geburten außerhalb von Krankenhäusern

Krankenhäuser an sich sind nicht das Problem. Auch im Krankenhaus kann eine Frau selbstbestimmt gebären. Das Problem ist vielmehr die Struktur innerhalb des Krankenhauses. Ein Krankenhaus ist darauf ausgelegt, kranken Menschen zu helfen. Es wird also immer versucht, etwas zu korrigieren. Das medizinische Personal greift ein, weil die Betroffenen selbst ihre Leiden nicht alleine bessern können.

Diese Philosophie des Eingriffs überträgt sich auch auf viele Geburtsstationen. Dabei nimmt die Geburt eine Sonderrolle im Kliniksystem ein, denn sie ist eigentlich ein physiologischer Vorgang, der meist keine Eingriffe von außen benötigt.

Insofern sind außerklinische Geburten keine zwingende Voraussetzung für eine gebärendenzentrierte Geburtshilfe. Sie haben allerdings den Vorteil, dass sie außerhalb des Krankenhaussystems weniger Änderungen brauchen, um die Bedürfnisse der schwangeren oder gebärenden Frau in den Mittelpunkt zu stellen.

Teile deine Geburtsgeschichte

Wie bei so vielen Themen hilft es, den Blickwinkel zu erweitern, um ein besseres Bild zu bekommen. Anstatt also über Krankenhäuser, über Ärzt*innen und Hebammen zu sprechen, sollten wir über und mit Frauen sprechen, die die Kinder zur Welt bringen.

„Lasst uns unsere Geburtsgeschichten erzählen! Alle."

Lasst uns unsere Geburtsgeschichten erzählen! Alle. Radikale, ermächtigende Geburten. Geburten in Krankenhäusern und zu Hause oder anderswo. Geburten, bei denen Mutter und Baby gesund sind, und solche, bei denen etwas schief gelaufen ist. Kaiserschnitte – ob gewollt oder medizinisch notwendig –, Saugglockengeburten, vaginale Geburten. Kurze und lange Geburten. Geburten von Erstgebärenden und diejenigen von Frauen, die mehrmals geboren haben. Schmerzhafte Ge-

burten und orgasmische Geburten. Wassergeburten und Landgeburten. Geburten mit Familie und Freunden und diejenigen ohne Begleitung. Geburten, die jetzt stattfinden und diejenigen, von denen unsere Mütter, Großmütter und weiblichen Familienmitglieder uns erzählt haben.
Jede Geburtsgeschichte zählt. Denn keine Geburt ist wie die andere.
Jede von ihnen ist einzigartig und sollte auch so behandelt werden.

„Welche Geburtsgeschichte es auch immer ist:

Teile sie."

Welche Geburtsgeschichte es auch immer ist: Teile sie. Erzähle sie aus der Sichtweise der gebärenden Mutter. Ihrer Perspektive müssen wir zuhören. Sie prägt, wie das Baby in dieser Welt ankommt. Und die Geschichte der Mutter prägt auch ihren Alltag mit dem Kind.

Was wir unseren Töchtern sagen sollten

„Höre auf deinen Körper. Körperflüssigkeiten sind normal. Deine Periode zu haben ist normal und nichts, wofür man sich schämen muss. Nimm die Pille nicht nur, um der Norm zu entsprechen. Wisse, wie sie sich auf deinen Hormonhaushalt auswirkt. Entscheide dich, deinen Körper kennenzulernen, und habe keine Angst, ihn zu erforschen.
Bereite dich auf eine Schwangerschaft vor und nutze die Schwangerschaft, um die Veränderungen, die du erlebst, wertzuschätzen."

Je nach Alter deines Kindes gibt es gute Bücher, die du lesen kannst. Aber es hilft auch, einfach vorzuleben, was du ans Herz legst. Frage schwangere Frauen in deinem Umfeld nicht, in welches Krankenhaus sie gehen möchten oder ob sie das Geschlecht des Babys kennen. Frage stattdessen, wie sich die Schwangere fühlt, wie es dem Baby geht und was du tun kannst, um dazu beizutragen, dass die Schwangere ihre Reise genießt.

Die Rolle von Vätern und Partner*innen, die keine Kinder gebären

Alles, was Töchter lernen, kann ihnen von Müttern und Vätern gleichermaßen beigebracht werden. Ein Vater kann stolz auf seine Tochter sein – auf alle ihre Fähigkeiten und Eigenschaften. Rechnen, Kochen, schwanger werden. Natürlich sollte der Wert einer Tochter nicht daran gemessen werden, ob diese schwanger werden kann und will. Das ist allein ihre Entscheidung.

Eine andere Frage lautet, ob der*die Partner*in einer schwangeren Frau etwas darüber zu sagen hat, wie sie mit der Schwangerschaft oder Geburt umgeht. Für Fälle, in denen Partner*innen einen medizinischen Hintergrund haben, verweise ich auf den obigen Abschnitt: Eine Frau möchte sich vielleicht eine medizinische Meinung einholen, entscheidet aber selbst.

Für Partner*innen ohne medizinischen Hintergrund gilt: Sie haben selbstverständlich ein moralisches Interesse an dem Kind, aber die Entscheidung liegt nicht bei ihnen. Nochmals:

In einer idealen Welt würden beide Elternteile vor der Empfängnis über diese Konzepte sprechen. Momentan ist das leider nicht immer der Fall. In einer idealen Welt würden Menschen sich nur dann gemeinsam für ein Kind entscheiden, wenn sie sich darüber im Klaren sind, wie sie sich die Umstände der Schwangerschaft und Geburt wünschen. Und es wäre auch von vornherein klar, welche Rolle Partner*innen dabei spielen: Sie unterstützen nach dem Willen der Schwangeren.

„In einer idealen Welt würden Menschen sich nur dann *gemeinsam* für ein Kind entscheiden, wenn sie sich darüber im Klaren sind, wie sie sich die *Umstände* der *Schwangerschaft* und *Geburt* wünschen.“

Sollte mich das interessieren, wenn ich eine Frau bin, aber keine Kinder gebären will?

Ist das Unternehmenssteuerrecht für dich wichtig, wenn du kein Unternehmen besitzt? Ist die Wall Street für dich wichtig, wenn du keine Aktien besitzt? Ist der Klimawandel für dich wichtig, wenn deine Heimat nicht regelmäßig überschwemmt wird? Ist die Altenpflege für dich wichtig, wenn du jung bist? Ist Rassismus für dich wichtig, wenn du ihn nicht spürst?

„Niemand lebt im luftleeren Raum."

Die Welt, in der wir leben, beeinflusst uns. Niemand lebt im luftleeren Raum. Niemand gebiert im luftleeren Raum. Natürlich macht sich die Geburtskultur auch in deinem Leben bemerkbar – unabhängig davon, ob du Kinder bekommen willst. Sie ist da, wenn andere Frauen sich auf die Geburt ihrer Kinder vorbereiten. Sie ist in Film und Fernsehen da. Sie ist da, wenn es um die Verteilung von Geld geht. Und all diese Dinge haben Einfluss auf dein Leben.

„Und all diese Dinge haben *Einfluss* auf dein *Leben*."

Warum lassen wir nicht alles beim Alten?

Die Zahl der Mütter und Säuglinge, die bei der Geburt eines Kindes sterben, ist im letzten Jahrhundert in der westlichen Welt enorm gesunken. Das ist eine großartige Entwicklung, für die ich zutiefst dankbar bin.
Sollten wir uns damit nicht zufriedengeben?
Aus meiner Sicht sollten wir das nicht. Denn ein lebendes Baby ist nicht dasselbe wie ein gesundes Baby. Eine lebende Mutter ist nicht dasselbe wie eine gesunde Mutter. Mütter oder Babys ohne offensichtliche Verletzung sind nicht immer gesund. Eine Mutter, die sich wegen einer schlimmen Geburtserfahrung körperlich oder mental nicht angemessen um ihr Baby kümmern kann, könnte sogar eine postpartale Depression entwickeln. Darunter leidet auch immer das Kind.
Abgesehen vom theoretischen Konzept der Würde während der Geburt gibt es einen ganz praktischen Grund, selbstbestimmte Geburten zu fördern: Frauen, die aus eigener Kraft gebären, werden mit höherer Wahrscheinlichkeit gesunde Mütter mit gesunden Kin-

dern. Sie werden in der Lage sein, sich liebevoll zu kümmern und für ihre eigenen Bedürfnisse und die ihrer Familie einzutreten. Sie brauchen später weniger medizinische Hilfe und sie werden sicher auch in anderen Bereichen ihres Lebens für ihre Ziele einstehen.

Und was hat das mit Feminismus zu tun?

> „Frauengesundheit wurde in der Medizin lange vernachlässigt."

Feminismus bedeutet, dass wir Strukturen überwinden, die bestimmte Menschen aufgrund ihrer Zugehörigkeit zu bestimmten Bevölkerungsgruppen diskriminieren. Frauengesundheit wurde in der Medizin lange vernachlässigt. Vergewaltigungen in der Ehe wurden in der Bundesrepublik Deutschland erst 1997 ein Straftatbestand. In vielen Ländern ist Vergewaltigung immer noch nicht strafbar, wenn die Personen verheiratet sind.

Insofern ist es natürlich eine feministische Forderung, das Geburtssystem so zu reformieren, dass die Bedürfnisse der gebärenden Frau im Mittelpunkt stehen. Zu welcher Art von Geburt sich die Frau dann entscheidet, ist egal – solange sie die freie Wahl hat, ist es eine feministische Geburt.

Wo ist denn da Rassismus?

Rassismus in der Geburtshilfe ist selten offensichtlich. Meist begegnet er uns in Form von Vorurteilen. Um deutlich zu machen, dass es sich dabei um Vorurteile handelt und nicht um Tatsachen, habe ich in den folgenden Sätzen XXX gewählt, statt bestimmte Eigenschaften zu nennen.

- Frauen aus/mit/ohne XXX gebären ihre Kinder ohne Probleme.
- In XXX sterben die Frauen während der Geburt.
- Menschen aus/mit/ohne XXX halten keine Schmerzen aus.
- Menschen aus/mit/ohne XXX haben zu schmale Becken, um ein Kind zur Welt zu bringen.

Solche und ähnliche Vorurteile führen in europäischen Kreißsälen manchmal dazu, dass den Gebärenden bestimmte Behandlungen erst spät oder andererseits außergewöhnlich früh angeboten werden.

Dabei werden solch allgemeine Vergleiche weder der persönlichen Situation der Gebärenden gerecht noch ändern sie etwas an systemischen Herausforderungen. Ziel politischer Änderungen muss es deshalb auch sein, in der Ausbildung und im medizinischen Alltag diese

Vorurteile bewusst anzusprechen und dafür zu sensibilisieren.

Frauen, Gebärende, Mütter: Sprache schafft Realität

Geburten sind so einzigartig wie die gebärende Person. Nicht alle Personen, die gebären, identifizieren sich als Frauen. Auch das ist ein Aspekt der Selbstbestimmung, der uns unter der Geburt nicht genommen werden darf. In diesem Zusammenhang gibt es noch viel Arbeit, und auch in diesem Manifest spreche ich häufig von Frauen, wenn ich doch eigentlich alle Personen meine, die gebären. Als deutsche Muttersprachlerin weiß ich selbst, wie übergriffig es sich anfühlt, im generischen Maskulinum mitgemeint zu sein. Deshalb habe ich auch lange überlegt, ob ich von Gebärenden oder von Frauen schreiben soll. Letztendlich habe ich mich für eine Mischung entschieden. Ich benutze nach wie vor das Wort „Frauen“, weil ich davon überzeugt bin, dass viele Probleme in der Geburtshilfe genau damit zu tun haben, dass weiblich gelesene Personen in einer patriarchalen Gesellschaft systematische Nachteile hinnehmen müssen. Würden cis-Männer gebären, sähe die Geburtshilfe vermutlich ganz anders aus. Ob die Formulierung „Frauen” nun der Weisheit letzter Schluss ist, weiß ich nicht. Hier ist sprachlich viel im

Wandel und vielleicht kann ich in einigen Jahren eine Neuauflage des Buches herausbringen, in der ich ein inklusiveres Wort nutze, das noch besser aufzeigt, welche systemischen Herausforderungen es gibt.

„Nicht alle Personen, die *gebären*, identifizieren sich als Frauen.“

Unser Traum, unsere Aufgabe

Mit meinem Streben bin ich nicht allein. Den Traum einer frauenzentrierten und selbstbestimmten Geburtskultur teile ich mir mit vielen anderen Menschen. Es gibt zahlreiche Initiativen und Einzelpersonen, die sich für eine Gesellschaft einsetzen, die Geburt als das sieht, was sie ist:
ein wilder Ritt, eine Chance, ein Unsicherheitsfaktor, eine ermächtigende Erfahrung, ein feministischer revolutionärer Akt.

„Danke an alle, die ihre *Geschichten* erzählen.“

Und deshalb möchte ich mich bei allen bedanken, die sich zu Wort melden. Danke an alle, die ihre Geschichten erzählen und die mit mir an eine Wahrheit glauben, die schon vergessen schien: Frauen sind in der Lage, selbst zu entscheiden, wie sie gebären.

Denn sie bringen seit Generationen Kinder zur Welt und sie werden es weiterhin tun. Alles, was wir machen müssen, ist, jede Frau ihren Körper spüren zu lassen, ihm zu vertrauen. Alles, was sie braucht, ist bereits in ihr. Sie entscheidet, inwieweit andere mitmachen sollen. Sie allein. Es ist ihr Körper, und sie ist diejenige, die Leben in diese Welt bringt. In dieser Erkenntnis liegt eine große Kraft und eine große Verantwortung. Deshalb brauchen wir Zeit, um Frauen diesen Wandel zu ermöglichen. Es liegt an uns, die Strukturen zu schaffen, in denen dieser Wandel möglich ist.

> **„Alles, was wir machen müssen, ist, jede *Frau* ihren *Körper* *spüren* zu lassen, ihm zu *vertrauen*."**

Dank

Selbst ein so kurzes Büchlein kann nicht entstehen ohne die Zusammenarbeit zahlreicher Menschen. Sophie und Melissa stehen schon ganz vorne im Buch, denn ihre Arbeit lässt sich recht prägnant zusammenfassen: Sophie fand die richtigen Worte und Melissa das passende Layout für diese Worte.

Der Einfluss anderer Menschen war subtiler. Unsere Hebamme Jasmin war während meiner vier Schwangerschaften, bei den Geburten und danach für unsere Familie da. Sie hat mir gezeigt, dass Selbstbestimmung unter der Geburt keine feministische Utopie am Rande des Realitätsverlusts ist, sondern ein Anspruch, der zeitintensiv und aufwändig ist – und der sich sowohl kurz- als auch langfristig auszahlt.
Peer hat die entscheidende Challenge gestartet, ohne die das Buch weiterhin auf der „irgendwann mal machen"-Liste versandet wäre.
Anna-Elisabeth hat nicht nur immer wieder meine ungeordneten Gedanken gelesen, sondern außerdem akzeptiert, dass andere ge-

meinsame Projekte hinter dem Buch zurückstehen.

Sophie und Yvonne haben über mehrere Monate hinweg Phasen von “lasst mich zwei Stunden über mein Buch reden” und “Buch? Welches Buch?” über sich ergehen lassen.

Sarah, Moni, Maria, Hanna, Amelie und Bea haben mit mir gefeiert: Die großen Erfolge, und auch die sehr kleinen Schritte.

Nora, Ute und Katharina haben mich digital in den Arm genommen, als sie mir schrieben, dieses Buch sei wichtig.

Natascha hat mich an der entscheidenden Stelle an den Wert meiner Arbeit erinnert.

Meine Commitment Community bei Brainstorm Road hat mich mit hilfreichen Tipps genauso versorgt wie mit virtuellen Umarmungen.

Meine Mitstreiter*innen bei Mother Hood e.V. haben mich mit all ihrem Mut, ihrer Beharrlichkeit und ihrem Vertrauen in Veränderung darin bestärkt, dass unsere Arbeit Früchte tragen kann.

Milli Hill hat ein großartiges Buch über Feminismus und Geburten geschrieben. Ich habe es gelesen, während mein eigener Text lektoriert wurde. Und ich wusste: Es ist noch viel zu tun.

Lasst uns gemeinsam einen Schritt nach dem anderen gehen.

Meine Kinder und mein Mann haben mich schreiben lassen, wenn ich auch anderes hätte tun können (okay: hätte tun sollen). Und sie sind sogar stolz darauf, dass es dieses Buch nun gibt. Und sie lieben es, wenn ich von ihren Geburten erzähle — ein wahrer Schatz.

Jede Person, die je meinen Blog *Ich Gebäre* gelesen hat, hat dazu beigetragen, dass ich dieses Buch letztendlich geschrieben habe. Danke euch für eure Zeit, eure Kommentare, eure kritischen Gedanken und Vorschläge.

Und natürlich: Danke dir! Danke, dass du sowohl Geld als auch Zeit investiert hast und dieses Buch gelesen hast (oder noch lesen wirst, falls du hinten angefangen hast). Ich freue mich auf deine Kommentare! Schick mir gerne eine E-Mail. Du erreichst mich unter katharina@geburtsgeschichte.de. Kultur können wir schließlich nur gemeinsam ändern.

„Und natürlich:

Danke dir!“

Leseempfehlungen

Die folgenden Bücher mögen einen vertiefenden Einstieg in das Thema geben. Bei der Auswahl habe ich mich auf diejenigen Bücher beschränkt, die systemische Faktoren ausdrücklich behandeln.

- Dahlen, Hannah: Geburt von der Stange (erscheint 2023 erstmals auf Deutsch in der Übersetzung von Hannah Freiwald. Englische Originalfassung: Birthing Outside the System, 2020)
- Dekker, Rebecca L.: Evidencebasedbirth.com (Webseite)
- Harshe, January: Birth without fear (2019)
- Dr. Hartmann, Katharina und Kruse, Mar-tina: Gewalt in der Geburtshilfe (2022)
- Hildebrand, Sven et al: Geburtshilfe im Wandel: Traumatische Geburtserfahrung als lebenslanger Belastungsfaktor – Gesunde Geburtserfahrung als lebenslange Ressource (2021)

- Hill, Milli: Gebären wie eine Feministin (2022, übersetzt von Sarah Heidelberger)
- Imlau, Nora: Das Geburtsbuch: Gut vorbereitet dein Baby zur Welt bringen (2023)
- Mierau, Susanne: New Moms for Rebel Girls (2022)
- Mundlos, Christina: Gewalt unter der Geburt: Der alltägliche Skandal (2015)
- Palmer, Gabrielle: Warum Stillen politisch ist (2022, übersetzt von Ingeborg Hagedorn)
- Riedel, Aura-Shirin und Zöllner, Sarah: Mütter. Macht. Politik. Ein Aufruf! (erscheint 2023)
- Rieger, Barbara (Hrsg.): Mutter werden, Mutter sein. Autorinnen über die ärgste Sache der Welt (2021)
- Reed, Rachel: Zurück zur Geburt als Übergangsritus. Uralte Weisheit mit modernem Wissen verweben (2022, übersetzt von Ingrid Glienke)
- Rockenschaub, Alfred: Gebären ohne Aberglauben (2005)
- Sagorski, Natascha: Jede Dritte Frau (2022)
- Stokowski, Margarete: Untenrum frei (2018)

- Stülb, Magdalena: Transkulturelle Akteurinnen: Eine medizinethnologische Studie zu Schwangerschaft, Geburt und Mutterschaft von Migrantinnen in Deutschland (2010)
- Taschner, Ute: Natürliche Geburt nach Kaiserschnitt (2021)

Bildquellen Cover:

- **Michael Morse:** pexels.com/de-de/@michael-morse/
- **u_v8k9qzzcpb:** pixabay.com/de/users/u_v8k9qzzcpb-30623916/
- **Vidal Balielo Jr.:** pexels.com/de-de/@vidalbalielojrfotografia/
- **Viktoria Slowikowska:** pexels.com/de-de/@viktoria-slowikowska/
- **izzet çakallı:** pexels.com/de-de/@izzet-cakalli-239176330/
- **Rebekah Vos:** https://unsplash.com/de/@diaduit
- **Jimmy Conover:** https://unsplash.com/de/@jimmy_conover
- **Anthony Tran:** https://unsplash.com/de/@anthonytran
- **Jonathan Borba:** https://unsplash.com/de/@jonathanborba

Bildquelle Autorin:
Steffi Rose: www.steffi-rose.de